Day 1 (Date:__/__/2017)

TIME	BREAKFAST	CAL	FAT	CARB	PRO
			g	g	g
			g	g	g
			g	g	g
			g	g	g
	SNACK	CAL	FAT	CARB	PRO
			g	g	g
			g	g	g
			g	g	g
	LUNCH	CAL	FAT	CARB	PRO
			g	g	g
			g	g	g
			g	g	g
			g	g	g
			g	g	g
	SNACK	CAL	FAT	CARB	PRO
			g	g	g
			g	g	g
			g	g	g
	DINNER	CAL	FAT	CARB	PRO
			g	g	g
			g	g	g
			g	g	g
			g	g	g
			g	g	g
	SNACK	CAL	FAT	CARB	PRO
			g	g	g
			g	g	g
			g	g	g
NOTES:	TOTALS				

WATER (8-12 oz. per serving)

Day 2 (Date:__/__/ 2017)

TIME	BREAKFAST	CAL	FAT	CARB	PRO
			g	g	g
			g	g	g
			g	g	g
			g	g	g
	SNACK	CAL	FAT	CARB	PRO
			g	g	g
			g	g	g
			g	g	g
	LUNCH	CAL	FAT	CARB	PRO
			g	g	g
			g	g	g
			g	g	g
			g	g	g
			g	g	g
	SNACK	CAL	FAT	CARB	PRO
			g	g	g
			g	g	g
			g	g	g
	DINNER	CAL	FAT	CARB	PRO
			g	g	g
			g	g	g
			g	g	g
			g	g	g
			g	g	g
	SNACK	CAL	FAT	CARB	PRO
			g	g	g
			g	g	g
			g	g	g
NOTES:	TOTALS				

WATER (8-12 oz. per serving)

Day 3 (Date:__/__/ 2017)

TIME	BREAKFAST	CAL	FAT	CARB	PRO
			g	g	g
			g	g	g
			g	g	g
			g	g	g
	SNACK	CAL	FAT	CARB	PRO
			g	g	g
			g	g	g
			g	g	g
	LUNCH	CAL	FAT	CARB	PRO
			g	g	g
			g	g	g
			g	g	g
			g	g	g
			g	g	g
	SNACK	CAL	FAT	CARB	PRO
			g	g	g
			g	g	g
			g	g	g
	DINNER	CAL	FAT	CARB	PRO
			g	g	g
			g	g	g
			g	g	g
			g	g	g
			g	g	g
	SNACK	CAL	FAT	CARB	PRO
			g	g	g
			g	g	g
			g	g	g
NOTES:	TOTALS				

WATER (8-12 oz. per serving)

Day 4 (Date:__/__/ 2017)

TIME	BREAKFAST	CAL	FAT	CARB	PRO
			g	g	g
			g	g	g
			g	g	g
			g	g	g
	SNACK	CAL	FAT	CARB	PRO
			g	g	g
			g	g	g
			g	g	g
	LUNCH	CAL	FAT	CARB	PRO
			g	g	g
			g	g	g
			g	g	g
			g	g	g
			g	g	g
	SNACK	CAL	FAT	CARB	PRO
			g	g	g
			g	g	g
			g	g	g
	DINNER	CAL	FAT	CARB	PRO
			g	g	g
			g	g	g
			g	g	g
			g	g	g
			g	g	g
	SNACK	CAL	FAT	CARB	PRO
			g	g	g
			g	g	g
			g	g	g
NOTES:	TOTALS				

WATER (8-12 oz. per serving)

Day 5 (Date:__/__/ 2017)

TIME	BREAKFAST	CAL	FAT	CARB	PRO
			g	g	g
			g	g	g
			g	g	g
			g	g	g
	SNACK	CAL	FAT	CARB	PRO
			g	g	g
			g	g	g
			g	g	g
	LUNCH	CAL	FAT	CARB	PRO
			g	g	g
			g	g	g
			g	g	g
			g	g	g
			g	g	g
	SNACK	CAL	FAT	CARB	PRO
			g	g	g
			g	g	g
			g	g	g
	DINNER	CAL	FAT	CARB	PRO
			g	g	g
			g	g	g
			g	g	g
			g	g	g
			g	g	g
	SNACK	CAL	FAT	CARB	PRO
			g	g	g
			g	g	g
			g	g	g
NOTES:	TOTALS				

WATER (8-12 oz. per serving)

Day 6 (Date:___/___/ 2017)

TIME	BREAKFAST	CAL	FAT	CARB	PRO
			g	g	g
			g	g	g
			g	g	g
			g	g	g
	SNACK	CAL	FAT	CARB	PRO
			g	g	g
			g	g	g
			g	g	g
	LUNCH	CAL	FAT	CARB	PRO
			g	g	g
			g	g	g
			g	g	g
			g	g	g
			g	g	g
	SNACK	CAL	FAT	CARB	PRO
			g	g	g
			g	g	g
			g	g	g
	DINNER	CAL	FAT	CARB	PRO
			g	g	g
			g	g	g
			g	g	g
			g	g	g
			g	g	g
	SNACK	CAL	FAT	CARB	PRO
			g	g	g
			g	g	g
			g	g	g
NOTES:	TOTALS				

WATER (8-12 oz. per serving)

Day 7 (Date:__/__/ 2017)

TIME	BREAKFAST	CAL	FAT	CARB	PRO
			g	g	g
			g	g	g
			g	g	g
			g	g	g
	SNACK	CAL	FAT	CARB	PRO
			g	g	g
			g	g	g
			g	g	g
	LUNCH	CAL	FAT	CARB	PRO
			g	g	g
			g	g	g
			g	g	g
			g	g	g
			g	g	g
	SNACK	CAL	FAT	CARB	PRO
			g	g	g
			g	g	g
			g	g	g
	DINNER	CAL	FAT	CARB	PRO
			g	g	g
			g	g	g
			g	g	g
			g	g	g
			g	g	g
	SNACK	CAL	FAT	CARB	PRO
			g	g	g
			g	g	g
			g	g	g
NOTES:	TOTALS				

WATER (8-12 oz. per serving)

Day 8 (Date:__/__/ 2017)

TIME	BREAKFAST	CAL	FAT	CARB	PRO
			g	g	g
			g	g	g
			g	g	g
			g	g	g
	SNACK	CAL	FAT	CARB	PRO
			g	g	g
			g	g	g
			g	g	g
	LUNCH	CAL	FAT	CARB	PRO
			g	g	g
			g	g	g
			g	g	g
			g	g	g
			g	g	g
	SNACK	CAL	FAT	CARB	PRO
			g	g	g
			g	g	g
			g	g	g
	DINNER	CAL	FAT	CARB	PRO
			g	g	g
			g	g	g
			g	g	g
			g	g	g
			g	g	g
	SNACK	CAL	FAT	CARB	PRO
			g	g	g
			g	g	g
			g	g	g
NOTES:	TOTALS				

WATER (8-12 oz. per serving)

Day 9 (Date:__/__/ 2017)

TIME	BREAKFAST	CAL	FAT	CARB	PRO
			g	g	g
			g	g	g
			g	g	g
			g	g	g
	SNACK	CAL	FAT	CARB	PRO
			g	g	g
			g	g	g
			g	g	g
	LUNCH	CAL	FAT	CARB	PRO
			g	g	g
			g	g	g
			g	g	g
			g	g	g
			g	g	g
	SNACK	CAL	FAT	CARB	PRO
			g	g	g
			g	g	g
			g	g	g
	DINNER	CAL	FAT	CARB	PRO
			g	g	g
			g	g	g
			g	g	g
			g	g	g
			g	g	g
	SNACK	CAL	FAT	CARB	PRO
			g	g	g
			g	g	g
			g	g	g
NOTES:	TOTALS				

WATER (8-12 oz. per serving)

Day 10 (Date:__/__/ 2017)

TIME	BREAKFAST	CAL	FAT	CARB	PRO
			g	g	g
			g	g	g
			g	g	g
			g	g	g
	SNACK	CAL	FAT	CARB	PRO
			g	g	g
			g	g	g
			g	g	g
	LUNCH	CAL	FAT	CARB	PRO
			g	g	g
			g	g	g
			g	g	g
			g	g	g
			g	g	g
	SNACK	CAL	FAT	CARB	PRO
			g	g	g
			g	g	g
			g	g	g
	DINNER	CAL	FAT	CARB	PRO
			g	g	g
			g	g	g
			g	g	g
			g	g	g
			g	g	g
	SNACK	CAL	FAT	CARB	PRO
			g	g	g
			g	g	g
			g	g	g
NOTES:	TOTALS				

WATER (8-12 oz. per serving)

Day 11 (Date:__/__/ 2017)

TIME	BREAKFAST	CAL	FAT	CARB	PRO
			g	g	g
			g	g	g
			g	g	g
			g	g	g
	SNACK	CAL	FAT	CARB	PRO
			g	g	g
			g	g	g
			g	g	g
	LUNCH	CAL	FAT	CARB	PRO
			g	g	g
			g	g	g
			g	g	g
			g	g	g
			g	g	g
	SNACK	CAL	FAT	CARB	PRO
			g	g	g
			g	g	g
			g	g	g
	DINNER	CAL	FAT	CARB	PRO
			g	g	g
			g	g	g
			g	g	g
			g	g	g
			g	g	g
	SNACK	CAL	FAT	CARB	PRO
			g	g	g
			g	g	g
			g	g	g
NOTES:	TOTALS				

WATER (8-12 oz. per serving)

Day 12 (Date:__/__/ 2017)

TIME	BREAKFAST	CAL	FAT	CARB	PRO
			g	g	g
			g	g	g
			g	g	g
			g	g	g
	SNACK	CAL	FAT	CARB	PRO
			g	g	g
			g	g	g
			g	g	g
	LUNCH	CAL	FAT	CARB	PRO
			g	g	g
			g	g	g
			g	g	g
			g	g	g
			g	g	g
	SNACK	CAL	FAT	CARB	PRO
			g	g	g
			g	g	g
			g	g	g
	DINNER	CAL	FAT	CARB	PRO
			g	g	g
			g	g	g
			g	g	g
			g	g	g
			g	g	g
	SNACK	CAL	FAT	CARB	PRO
			g	g	g
			g	g	g
			g	g	g
NOTES:	TOTALS				

WATER (8-12 oz. per serving)

Day 13 (Date:___/___/ 2017)

TIME	BREAKFAST	CAL	FAT	CARB	PRO
			g	g	g
			g	g	g
			g	g	g
			g	g	g
	SNACK	CAL	FAT	CARB	PRO
			g	g	g
			g	g	g
			g	g	g
	LUNCH	CAL	FAT	CARB	PRO
			g	g	g
			g	g	g
			g	g	g
			g	g	g
			g	g	g
	SNACK	CAL	FAT	CARB	PRO
			g	g	g
			g	g	g
			g	g	g
	DINNER	CAL	FAT	CARB	PRO
			g	g	g
			g	g	g
			g	g	g
			g	g	g
			g	g	g
	SNACK	CAL	FAT	CARB	PRO
			g	g	g
			g	g	g
			g	g	g
NOTES:	TOTALS				

WATER (8-12 oz. per serving)

Day 14 (Date:__/__/ 2017)

TIME	BREAKFAST	CAL	FAT	CARB	PRO
			g	g	g
			g	g	g
			g	g	g
			g	g	g
	SNACK	CAL	FAT	CARB	PRO
			g	g	g
			g	g	g
			g	g	g
	LUNCH	CAL	FAT	CARB	PRO
			g	g	g
			g	g	g
			g	g	g
			g	g	g
			g	g	g
	SNACK	CAL	FAT	CARB	PRO
			g	g	g
			g	g	g
			g	g	g
	DINNER	CAL	FAT	CARB	PRO
			g	g	g
			g	g	g
			g	g	g
			g	g	g
			g	g	g
	SNACK	CAL	FAT	CARB	PRO
			g	g	g
			g	g	g
			g	g	g
NOTES:	TOTALS				

WATER (8-12 oz. per serving)

Day 15 (Date:__/__/ 2017)

TIME	BREAKFAST	CAL	FAT	CARB	PRO
			g	g	g
			g	g	g
			g	g	g
			g	g	g
	SNACK	CAL	FAT	CARB	PRO
			g	g	g
			g	g	g
			g	g	g
	LUNCH	CAL	FAT	CARB	PRO
			g	g	g
			g	g	g
			g	g	g
			g	g	g
			g	g	g
	SNACK	CAL	FAT	CARB	PRO
			g	g	g
			g	g	g
			g	g	g
	DINNER	CAL	FAT	CARB	PRO
			g	g	g
			g	g	g
			g	g	g
			g	g	g
			g	g	g
	SNACK	CAL	FAT	CARB	PRO
			g	g	g
			g	g	g
			g	g	g
NOTES:	TOTALS				

WATER (8-12 oz. per serving)

Day 16 (Date:__/__/ 2017)

TIME	BREAKFAST	CAL	FAT	CARB	PRO
			g	g	g
			g	g	g
			g	g	g
			g	g	g
	SNACK	CAL	FAT	CARB	PRO
			g	g	g
			g	g	g
			g	g	g
	LUNCH	CAL	FAT	CARB	PRO
			g	g	g
			g	g	g
			g	g	g
			g	g	g
			g	g	g
	SNACK	CAL	FAT	CARB	PRO
			g	g	g
			g	g	g
			g	g	g
	DINNER	CAL	FAT	CARB	PRO
			g	g	g
			g	g	g
			g	g	g
			g	g	g
			g	g	g
	SNACK	CAL	FAT	CARB	PRO
			g	g	g
			g	g	g
			g	g	g
NOTES:	TOTALS				

WATER (8-12 oz. per serving)

Day 17 (Date:__/__/ 2017)

TIME	BREAKFAST	CAL	FAT	CARB	PRO
			g	g	g
			g	g	g
			g	g	g
			g	g	g
	SNACK	CAL	FAT	CARB	PRO
			g	g	g
			g	g	g
			g	g	g
	LUNCH	CAL	FAT	CARB	PRO
			g	g	g
			g	g	g
			g	g	g
			g	g	g
			g	g	g
	SNACK	CAL	FAT	CARB	PRO
			g	g	g
			g	g	g
			g	g	g
	DINNER	CAL	FAT	CARB	PRO
			g	g	g
			g	g	g
			g	g	g
			g	g	g
			g	g	g
	SNACK	CAL	FAT	CARB	PRO
			g	g	g
			g	g	g
			g	g	g
NOTES:	TOTALS				

WATER (8-12 oz. per serving)

Day 18 (Date:___/___/ 2017)

TIME	BREAKFAST	CAL	FAT	CARB	PRO
			g	g	g
			g	g	g
			g	g	g
			g	g	g
	SNACK	CAL	FAT	CARB	PRO
			g	g	g
			g	g	g
			g	g	g
	LUNCH	CAL	FAT	CARB	PRO
			g	g	g
			g	g	g
			g	g	g
			g	g	g
			g	g	g
	SNACK	CAL	FAT	CARB	PRO
			g	g	g
			g	g	g
			g	g	g
	DINNER	CAL	FAT	CARB	PRO
			g	g	g
			g	g	g
			g	g	g
			g	g	g
			g	g	g
	SNACK	CAL	FAT	CARB	PRO
			g	g	g
			g	g	g
			g	g	g
NOTES:	TOTALS				

WATER (8-12 oz. per serving)

Day 19 (Date:__/__/ 2017)

TIME	BREAKFAST	CAL	FAT	CARB	PRO
			g	g	g
			g	g	g
			g	g	g
			g	g	g
	SNACK	CAL	FAT	CARB	PRO
			g	g	g
			g	g	g
			g	g	g
	LUNCH	CAL	FAT	CARB	PRO
			g	g	g
			g	g	g
			g	g	g
			g	g	g
			g	g	g
	SNACK	CAL	FAT	CARB	PRO
			g	g	g
			g	g	g
			g	g	g
	DINNER	CAL	FAT	CARB	PRO
			g	g	g
			g	g	g
			g	g	g
			g	g	g
			g	g	g
	SNACK	CAL	FAT	CARB	PRO
			g	g	g
			g	g	g
			g	g	g
	TOTALS				

NOTES:

WATER (8-12 oz. per serving)

Day 20 (Date:__/__/ 2017)

TIME	BREAKFAST	CAL	FAT	CARB	PRO
			g	g	g
			g	g	g
			g	g	g
			g	g	g
	SNACK	CAL	FAT	CARB	PRO
			g	g	g
			g	g	g
			g	g	g
	LUNCH	CAL	FAT	CARB	PRO
			g	g	g
			g	g	g
			g	g	g
			g	g	g
			g	g	g
	SNACK	CAL	FAT	CARB	PRO
			g	g	g
			g	g	g
			g	g	g
	DINNER	CAL	FAT	CARB	PRO
			g	g	g
			g	g	g
			g	g	g
			g	g	g
			g	g	g
	SNACK	CAL	FAT	CARB	PRO
			g	g	g
			g	g	g
			g	g	g
NOTES:	TOTALS				

WATER (8-12 oz. per serving)

Day 21 (Date:__/__/ 2017)

TIME	BREAKFAST	CAL	FAT	CARB	PRO
			g	g	g
			g	g	g
			g	g	g
			g	g	g
	SNACK	CAL	FAT	CARB	PRO
			g	g	g
			g	g	g
			g	g	g
	LUNCH	CAL	FAT	CARB	PRO
			g	g	g
			g	g	g
			g	g	g
			g	g	g
			g	g	g
	SNACK	CAL	FAT	CARB	PRO
			g	g	g
			g	g	g
			g	g	g
	DINNER	CAL	FAT	CARB	PRO
			g	g	g
			g	g	g
			g	g	g
			g	g	g
			g	g	g
	SNACK	CAL	FAT	CARB	PRO
			g	g	g
			g	g	g
			g	g	g
NOTES:	TOTALS				

WATER (8-12 oz. per serving)

Day 22 (Date:__/__/ 2017)

TIME	BREAKFAST	CAL	FAT	CARB	PRO
			g	g	g
			g	g	g
			g	g	g
			g	g	g
	SNACK	CAL	FAT	CARB	PRO
			g	g	g
			g	g	g
			g	g	g
	LUNCH	CAL	FAT	CARB	PRO
			g	g	g
			g	g	g
			g	g	g
			g	g	g
			g	g	g
	SNACK	CAL	FAT	CARB	PRO
			g	g	g
			g	g	g
			g	g	g
	DINNER	CAL	FAT	CARB	PRO
			g	g	g
			g	g	g
			g	g	g
			g	g	g
			g	g	g
	SNACK	CAL	FAT	CARB	PRO
			g	g	g
			g	g	g
			g	g	g
	TOTALS				

NOTES:

WATER (8-12 oz. per serving)

Day 23 (Date:___/___/ 2017)

TIME	BREAKFAST	CAL	FAT	CARB	PRO
			g	g	g
			g	g	g
			g	g	g
			g	g	g
	SNACK	CAL	FAT	CARB	PRO
			g	g	g
			g	g	g
			g	g	g
	LUNCH	CAL	FAT	CARB	PRO
			g	g	g
			g	g	g
			g	g	g
			g	g	g
			g	g	g
	SNACK	CAL	FAT	CARB	PRO
			g	g	g
			g	g	g
			g	g	g
	DINNER	CAL	FAT	CARB	PRO
			g	g	g
			g	g	g
			g	g	g
			g	g	g
			g	g	g
	SNACK	CAL	FAT	CARB	PRO
			g	g	g
			g	g	g
			g	g	g
NOTES:	TOTALS				

WATER (8-12 oz. per serving)

Day 24 (Date:__/__/ 2017)

TIME	BREAKFAST	CAL	FAT	CARB	PRO
			g	g	g
			g	g	g
			g	g	g
			g	g	g
	SNACK	CAL	FAT	CARB	PRO
			g	g	g
			g	g	g
			g	g	g
	LUNCH	CAL	FAT	CARB	PRO
			g	g	g
			g	g	g
			g	g	g
			g	g	g
			g	g	g
	SNACK	CAL	FAT	CARB	PRO
			g	g	g
			g	g	g
			g	g	g
	DINNER	CAL	FAT	CARB	PRO
			g	g	g
			g	g	g
			g	g	g
			g	g	g
			g	g	g
	SNACK	CAL	FAT	CARB	PRO
			g	g	g
			g	g	g
			g	g	g
NOTES:	TOTALS				

WATER (8-12 oz. per serving)

Day 25 (Date:__/__/ 2017)

TIME	BREAKFAST	CAL	FAT	CARB	PRO
			g	g	g
			g	g	g
			g	g	g
			g	g	g
	SNACK	CAL	FAT	CARB	PRO
			g	g	g
			g	g	g
			g	g	g
	LUNCH	CAL	FAT	CARB	PRO
			g	g	g
			g	g	g
			g	g	g
			g	g	g
			g	g	g
	SNACK	CAL	FAT	CARB	PRO
			g	g	g
			g	g	g
			g	g	g
	DINNER	CAL	FAT	CARB	PRO
			g	g	g
			g	g	g
			g	g	g
			g	g	g
			g	g	g
	SNACK	CAL	FAT	CARB	PRO
			g	g	g
			g	g	g
			g	g	g
NOTES:	TOTALS				

WATER (8-12 oz. per serving)

Day 26 (Date:__/__/ 2017)

TIME	BREAKFAST	CAL	FAT	CARB	PRO
			g	g	g
			g	g	g
			g	g	g
			g	g	g
	SNACK	CAL	FAT	CARB	PRO
			g	g	g
			g	g	g
			g	g	g
	LUNCH	CAL	FAT	CARB	PRO
			g	g	g
			g	g	g
			g	g	g
			g	g	g
			g	g	g
	SNACK	CAL	FAT	CARB	PRO
			g	g	g
			g	g	g
			g	g	g
	DINNER	CAL	FAT	CARB	PRO
			g	g	g
			g	g	g
			g	g	g
			g	g	g
			g	g	g
	SNACK	CAL	FAT	CARB	PRO
			g	g	g
			g	g	g
			g	g	g
NOTES:	TOTALS				

WATER (8-12 oz. per serving)

Day 27 (Date:__/__/ 2017)

TIME	BREAKFAST	CAL	FAT	CARB	PRO
			g	g	g
			g	g	g
			g	g	g
			g	g	g
	SNACK	CAL	FAT	CARB	PRO
			g	g	g
			g	g	g
			g	g	g
	LUNCH	CAL	FAT	CARB	PRO
			g	g	g
			g	g	g
			g	g	g
			g	g	g
			g	g	g
	SNACK	CAL	FAT	CARB	PRO
			g	g	g
			g	g	g
			g	g	g
	DINNER	CAL	FAT	CARB	PRO
			g	g	g
			g	g	g
			g	g	g
			g	g	g
			g	g	g
	SNACK	CAL	FAT	CARB	PRO
			g	g	g
			g	g	g
			g	g	g
NOTES:	TOTALS				

WATER (8-12 oz. per serving)

Day 28 (Date:__/__/ 2017)

TIME	BREAKFAST	CAL	FAT	CARB	PRO
			g	g	g
			g	g	g
			g	g	g
			g	g	g
	SNACK	CAL	FAT	CARB	PRO
			g	g	g
			g	g	g
			g	g	g
	LUNCH	CAL	FAT	CARB	PRO
			g	g	g
			g	g	g
			g	g	g
			g	g	g
			g	g	g
	SNACK	CAL	FAT	CARB	PRO
			g	g	g
			g	g	g
			g	g	g
	DINNER	CAL	FAT	CARB	PRO
			g	g	g
			g	g	g
			g	g	g
			g	g	g
			g	g	g
	SNACK	CAL	FAT	CARB	PRO
			g	g	g
			g	g	g
			g	g	g
NOTES:	TOTALS				

WATER (8-12 oz. per serving)

Day 29 (Date:__/__/ 2017)

TIME	BREAKFAST	CAL	FAT	CARB	PRO
			g	g	g
			g	g	g
			g	g	g
			g	g	g
	SNACK	CAL	FAT	CARB	PRO
			g	g	g
			g	g	g
			g	g	g
	LUNCH	CAL	FAT	CARB	PRO
			g	g	g
			g	g	g
			g	g	g
			g	g	g
			g	g	g
	SNACK	CAL	FAT	CARB	PRO
			g	g	g
			g	g	g
			g	g	g
	DINNER	CAL	FAT	CARB	PRO
			g	g	g
			g	g	g
			g	g	g
			g	g	g
			g	g	g
	SNACK	CAL	FAT	CARB	PRO
			g	g	g
			g	g	g
			g	g	g
NOTES:	TOTALS				

WATER (8-12 oz. per serving)

Day 30 (Date:__/__/ 2017)

TIME	BREAKFAST	CAL	FAT	CARB	PRO
			g	g	g
			g	g	g
			g	g	g
			g	g	g
	SNACK	CAL	FAT	CARB	PRO
			g	g	g
			g	g	g
			g	g	g
	LUNCH	CAL	FAT	CARB	PRO
			g	g	g
			g	g	g
			g	g	g
			g	g	g
			g	g	g
	SNACK	CAL	FAT	CARB	PRO
			g	g	g
			g	g	g
			g	g	g
	DINNER	CAL	FAT	CARB	PRO
			g	g	g
			g	g	g
			g	g	g
			g	g	g
			g	g	g
	SNACK	CAL	FAT	CARB	PRO
			g	g	g
			g	g	g
			g	g	g
NOTES:	TOTALS				

WATER (8-12 oz. per serving)

NOTES

www.ingramcontent.com/pod-product-compliance
Lightning Source LLC
Chambersburg PA
CBHW081806280526
45789CB00008B/3016